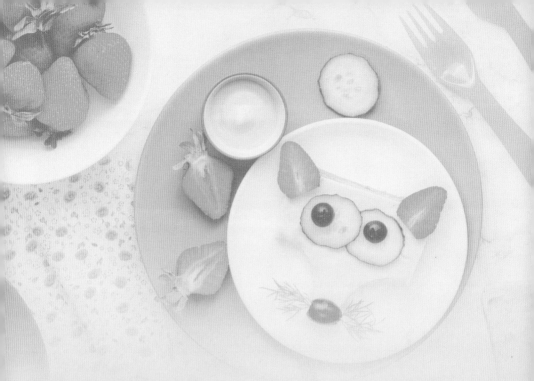

Lancheira gostosa e nutritiva!

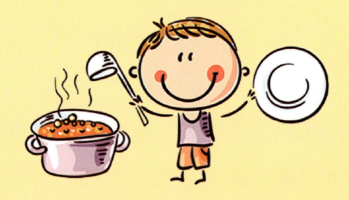

Vanessa de Abreu Barbosa Fernandes

Lancheira gostosa e nutritiva!

Receitas saudáveis
para o lanchinho escolar

Dados Internacionais de Catalogação na Publicação (CIP)
(Câmara Brasileira do Livro, SP, Brasil)

Fernandes, Vanessa de Abreu Barbosa
   Lancheira gostosa e nutritiva! / Vanessa de Abreu Barbosa Fernandes. – São Paulo : Paulinas, 2018. – (Coleção conviver)

   ISBN 978-85-356-4355-8

   1. Alimentação saudável 2. Crianças - Desenvolvimento 3. Crianças - Nutrição 4. Hábitos alimentares 5. Puericultura 6. Saúde - Promoção I. Título. II. Série.

17-10561   CDD-649.3

Índice para catálogo sistemático:
1. Crianças : Alimentação e desenvolvimento : Puericultura 649.3

1ª edição – 2018

Direção-geral: *Flávia Reginatto*
Editora responsável: *Andréia Schweitzer*
Copidesque: *Ana Cecilia Mari*
Coordenação de revisão: *Marina Mendonça*
Revisão: *Sandra Sinzato*
Gerente de produção: *Felício Calegaro Neto*
Projeto gráfico: *Manuel Rebelato Miramontes*
Capa e diagramação: *Jéssica Diniz Souza*
Imagem de capa: Fotolia ©*san_ta*
Fotos: *Daniela de Sá*
      p. 31 – Fotolia © *svetlana_cherruty*
Ilustrações: *Fotolia – ©katerina_dav*

Nenhuma parte desta obra poderá ser reproduzida ou transmitida por qualquer forma e/ou quaisquer meios (eletrônico ou mecânico, incluindo fotocópia e gravação) ou arquivada em qualquer sistema ou banco de dados sem permissão escrita da Editora. Direitos reservados.

Paulinas
Rua Dona Inácia Uchoa, 62
04110-020 – São Paulo – SP (Brasil)
Tel.: (11) 2125-3500
http://www.paulinas.org.br – editora@paulinas.com.br
Telemarketing e SAC: 0800-7010081
© Pia Sociedade Filhas de São Paulo – São Paulo, 2018

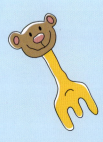

Agradecimentos

Em primeiro lugar, agradeço a Deus pela dádiva de gerar uma vida e receber o meu maior título: o de ser mãe. Uma tarefa árdua, recompensadora e com uma fonte inesgotável de amor que preenche meus dias.

Em segundo lugar, agradeço aos meus pais, que sempre me apoiaram e me incentivaram na escolha da carreira que decidi seguir: nutricionista. Uma profissão maravilhosa, que estuda como utilizar os nutrientes para a realização das funções vitais do organismo, desenvolvendo ações de prevenção, promoção, proteção e reabilitação da saúde. Não posso deixar de lembrar a nutricionista Vanessa Tirelli de Macedo Steele que, infelizmente, nos deixou recentemente. Graças a ela, decidi entrar nessa profissão que tanto amo. Sua memória estará sempre presente em meu dia a dia, tanto na vida pessoal quanto profissional.

Agradeço a meu marido, Marcelo Fernandes, por construirmos uma família linda e por vivenciar comigo todas as dificuldades das novas tarefas que recebemos ao colocarmos um filho no mundo: criar, educar, brincar, respeitar e amar. Tê-lo a meu lado, apoiando-me nas decisões em relação à conduta e criação do nosso pequeno, me dá forças para aplicar todos os conceitos que adquiri nessa caminhada profissional.

A meus familiares, sempre presentes e que compartilham comigo o desenvolvimento e crescimento desse amor. Às minhas irmãs, que me deram sobrinhos lindos... este livro também é para vocês e por vocês.

Tenho gratidão imensa pelo principal personagem desta história: meu amado filho Lucca. Ele coloriu minha existência e transformou o meu dia a dia em um desafio e um aprendizado constante. Obrigada por ser tão iluminado e por me proporcionar crescimento pessoal, espiritual e profissional com a sua chegada. Amo você infinitamente!

Finalmente, mas não menos importante, dedico esta publicação à minha segunda filha, que foi concebida enquanto este livro estava em produção e que chegará ao mundo em breve. Certamente, Marcela fará com que nossos corações transbordem de amor e permitirá que nosso aprendizado permaneça contínuo e gratificante.

Aproveito o espaço para agradecer, ainda, a Daniela Sá, especialista em fotografia de família. Foi Daniela que eternizou a minha emoção em carregar um filho em meu ventre. Ela sempre acompanhou o crescimento do Lucca e agora participou do registrou deste lindo projeto. Trata-se de uma excelente profissional, com um olhar que consegue captar todo o amor envolvido em cada experiência. Seu contato: <danielasafotografia.wixsite.com>.

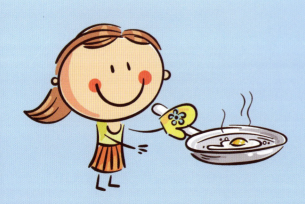

Sumário

Introdução 10

O desenvolvimento da criança 13

Desperte a curiosidade de um "minichef" 17

Perigos para uma boa nutrição 19

Intolerâncias e alergias alimentares 21

Lancheira gostosa e nutritiva! 23

Lancheirinhas prontas 24

Sazonalidade das frutas.. 26

Receitas

Águas aromatizadas.. 29

Almôndega de carne com quinoa... 32

Barra de cereal 34

Biscoito integral salgado... 36

Bolinho de legumes assado 38

Bolo de maçã integral 40

Brownie de feijão azuki.. 42

Cookie de banana com cereais... 44

Cookie de tâmara 46

Crepioca de coco com maçã 48

Cupcake integral de cenoura... 50

Cupcake integral de pizza 52

Cuscuz marroquino de frango 54

Forminha de cenoura 56

Muffin de batata 58

Nuggets de frango 60

Panqueca de aveia 62

Panqueca de banana 64

Pão integral rápido 66

Pãozinho de batata-doce 68

Pãozinho de tapioca com ricota 70

Patê de ricota 72

Patê de tofu com ervas 73

Quibe assado de abóbora com quinoa 74

Torta salgada de abóbora 77

Referências bibliográficas 79

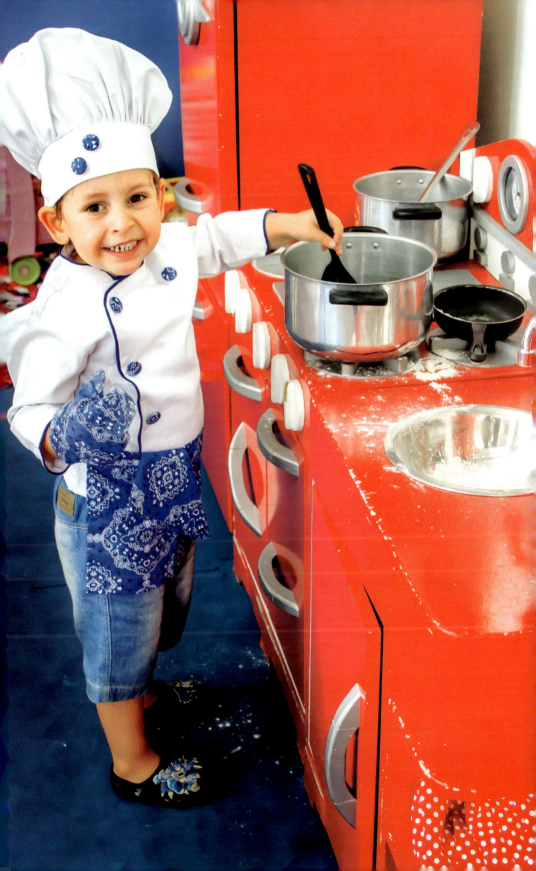

Introdução

Criar um lar com ambiente feliz e saudável, onde uma criança possa crescer e se desenvolver, é o objetivo de todos os pais. A alimentação tem um papel fundamental nessa meta, visto que saúde se conquista também através de uma boa escolha nutricional. Os pais devem criar a base para uma vida inteira de saúde, garantindo que seus filhos tenham uma dieta balanceada e nutritiva, estabeleçam bons hábitos alimentares e aprendam a experimentar e apreciar uma grande variedade de alimentos. Os primeiros anos de vida de uma criança são de suma importância no que diz respeito às práticas alimentares. É nessa fase da vida que ela desenvolve hábitos que podem comprovar sua saúde pela vida toda.

Muitas crianças podem apresentar algum tipo de dificuldade alimentar durante a fase de desenvolvimento. Isso pode afetar negativamente seu processo de suprir ou nutrir. Além de provocar conflitos familiares, esse comportamento aumenta o risco de alterações de crescimento, deficiências de nutrientes, baixa imunidade, perda ou aumento exagerado de peso e problemas no desenvolvimento e aprendizado.

Nas últimas décadas, nos deparamos com a elevação dos casos de obesidade infantil. Apesar de inúmeras estratégias para amenizar a situação, esse problema tornou-se uma epidemia. A Pesquisa de Orçamentos Familiares (POF) realizada em 2008/2009 pelo Instituto Brasileiro de Geografia e Estatística (IBGE), em parceria com o Ministério da Saúde, apresentou um aumento importante no número de crianças acima do peso no país, principalmente na faixa etária entre 5 e 9 anos de idade. O número de meninos desse grupo que apresenta sobrepeso mais do que dobrou entre 1989 e 2009, passando de 15% para 34,8%, respectivamente. Já entre as meninas, esse índice elevou-se de 11% para 32%.

Se levarmos em consideração o quesito obesidade nesse mesmo grupo etário, o salto foi de mais de 300% no sexo masculino e quase 400% no sexo feminino.

Algumas atitudes são capazes de contribuir para esse desequilíbrio nutricional. Pular o café da manhã é uma delas. Crianças que tomam o café da manhã são mais alertas, criativas, aprendem melhor e participam mais das atividades propostas. Essa refeição é importantíssima para suprir o organismo com energia, colaborando com o desempenho nas atividades matinais e com o controle do apetite no restante do dia. O fracionamento das refeições, incluindo lanches balanceados e saudáveis, fornece nutrientes e ajudam a reduzir excessos nas grandes refeições, visto que combatem os jejuns prolongados.

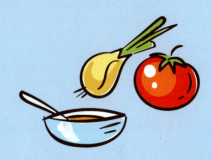

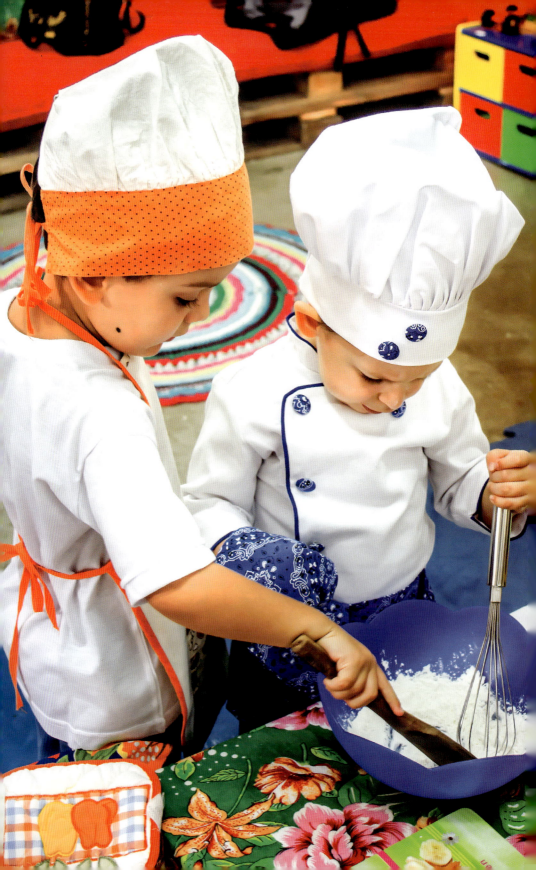

O desenvolvimento da criança

Do primeiro ao sexto ano de idade, a criança entra em uma fase de menor ritmo de crescimento: a chamada fase pré-escolar. Uma importante característica dessa fase é a diminuição do apetite, que pode apresentar oscilações diárias. Essa diminuição ocorre principalmente por causa da menor velocidade de ganho de peso e estatura. Uma maior autonomia da criança na escolha do alimento também influencia nesse processo. Nessa fase, as crianças quase sempre limitam a variedade dos alimentos ingeridos, diminuem o consumo dos vegetais e carnes, têm preferências por alimentos mais doces, prolongam muito as refeições e se distraem com facilidade.

A mãe inexperiente, acostumada com o apetite habitual da criança, chega a avaliar esse fenômeno fisiológico como sintoma de algum problema de saúde, gerando grande ansiedade. Frequentemente, essa inquietude materna leva a atitudes que vão desde tentar induzir a criança a aumentar a ingestão de alimentos com agrados e promessas, até o uso de ameaças e força. Atitudes que podem levar à inapetência da criança ou à obesidade.

Situações da infância têm forte elo com o eventual aparecimento de distúrbios alimentares. Quando a criança passa a ter mais autonomia para correr e brincar, surge a prioridade da exploração do mundo que a cerca. Nesse cenário, muitos pais caem na tentação de barganhar para que a criança se alimente, oferecendo recompensas. Se isso acontecer com frequência, a criança pode associar o momento da refeição com algo tão ruim que merece recompensa. Ao perceber a aflição da família, o pequeno pode passar a manipular todos.

Crianças em formação de hábito alimentar não costumam aceitar alimentos novos prontamente. Elas tendem a se negar a experimentar qualquer tipo de prato desconhecido e que não faça parte de suas preferências alimentares. Nestes casos, o doce pode gerar um grande desafio para os pais. Seu sabor é inato ao ser humano, ou seja, não necessita de aprendizado como os demais sabores. Isso facilita as crianças terem sempre desejo por alimentos adocicados. Cabe aos pais e adultos oferecerem um cardápio que inclua as preferências da criança, desde que haja um limite no consumo de doces. As substituições por alimentos gordurosos ou açucarados não devem ser uma rotina. Vale ressaltar que o controle rígido ou a liberação total desses alimentos são ações sem sucesso na rotina alimentar da criança. O ideal é sempre oferecer sabores diferenciados, mesmo que a criança rejeite a princípio.

O início da fase da exploração

A criança pré-escolar costuma interessar-se por meio ambiente, cores, odores e textura dos alimentos, tendo a necessidade de explorar com as mãos ou com talheres, o que deve ser sempre permitido. Apresentar novos alimentos, sabores e fazer da refeição um momento familiar estreitam os laços entre adultos e crianças e tornam a alimentação um momento de prazer e felicidade. Preparar as receitas em casa e com carinho proporciona muito mais saúde para a família inteira! Conforme as crianças crescem, elas adquirem conhecimento e assimilam conceitos com grande rapidez. Esses primeiros anos são ideais para promover atitudes positivas sobre todos os alimentos. O aprendizado pode ser natural e informal, acontecendo em casa, com os pais servindo de modelos e apresentando uma dieta rica e variada.

A autonomia da fase escolar

Na fase escolar, que compreende a faixa dos 7 aos 10 anos de idade, a criança apresenta maior aceitação por alimentos mais variados. Nesse período da vida, o crescimento é lento e constante, acompanhado de um aumento na ingestão alimentar. Apesar desse aumento no consumo calórico, as crianças tendem a diminuir o fracionamento das refeições ao longo do dia. Ocorre crescente maturação das habilidades motoras e ganho no crescimento cognitivo, social e emocional. Sua capacidade gástrica é similar à do adulto.

Entretanto, encontramos crianças mais ativas, o que reflete em maior necessidade energética; e crianças mais sedentárias, que passam grande parte do tempo assistindo à televisão, no computador ou jogando videogames. Portanto, cada criança tem uma necessidade energética diária diferenciada, de acordo com o seu metabolismo basal, taxa de crescimento e gasto de energia.

Nessa etapa da vida, a escolha dos alimentos passa a ser mais influenciada por fatores externos, como os amigos e a mídia. Para aumentar o fracionamento das refeições, o lanche escolar ganha um papel fundamental. Determinar quando a criança pode comprar lanche na escola e incentivá-la a levar lanche saudável e caseiro nos outros dias são de suma importância. Uma dica é fazer a criança colaborar no preparo do seu lanche, preservando bons hábitos e incluindo ingredientes saudáveis.

Dicas para a alimentação durante a infância

- Estabelecer rotina de horários e fracionar as refeições. O ideal é café da manhã, lanche matinal, almoço, lanche vespertino, jantar e, em alguns casos, ceia.
- Oferecer líquido somente após a refeição e priorizar a água. Os sucos geralmente são ricos em frutose e pobre em fibras. Deve-se ensinar os pequenos a consumir água e não somente bebidas adocicadas.
- Estabelecer porções de acordo com a aceitação da criança, até que ela esteja satisfeita.
- Recomenda-se descanso de 10 a 15 minutos antes das refeições principais, pois o cansaço ou excesso de estímulo pode dificultar a aceitação.
- Oferecer a bebida em copo, evitando uso de mamadeiras.
- Evitar chantagens ou recompensas.
- Incentivar a criança a conhecer o alimento, sentir sua textura, aroma e sabor. Lembrando que muitas vezes a criança precisa experimentar em média 10 vezes um alimento para aceitá-lo.

- Guloseimas não devem ser proibidas, pois aguçam e estimulam o interesse da criança. Devem ser oferecidas esporadicamente em horário e quantidade suficiente para não atrapalhar as refeições.
- Sentar-se à mesa com os pais, além de criar independência, faz com que a criança observe o que todos consomem. A aceitação de novos alimentos se dá por condicionamento social. Tente evitar fatores que a distraiam como, por exemplo, televisão, tablet ou celular.
- A disciplina à mesa deverá ser exigida apenas no que é próprio para a criança. Se for rígida demais, a alimentação poderá ser evitada pelo pequeno por se relacionar com conflitos e frustrações. Os pais devem tomar muitas precauções para não permitir que os filhos usem a recusa alimentar como forma de manipulação. Quando a criança não aceitar nenhum alimento, é importante observar se existem fatores ambientais interferindo e, nesse caso, corrigi-los primeiramente. Exemplos: falta de atenção e de carinho; brigas entre a família; falecimento de algum parente próximo; entre outros. Caso a recusa persista, os pais não devem ficar ansiosos. Os principais pontos a serem observados para introduzir uma boa disciplina alimentar são:

    a) não forçar a criança a comer;

    b) não insistir para que a criança coma tudo;

    c) não fazer ameaças ou oferecer gratificações para convencer o pequeno;

    d) não substituir uma refeição por outra;

    e) nunca substituir a refeição por guloseimas;

    f) procurar estabelecer horários, sem muita rigidez.

Desperte a curiosidade de um "minichef"

A constante repetição dos mesmos alimentos é inimiga da alimentação saudável. Com a correria do dia a dia, é comum fazermos sempre as mesmas escolhas. Desenvolver habilidades culinárias e driblar a falta de tempo do cotidiano é de suma importância para evitar monotonia alimentar.

Sempre devemos incentivar e convidar os pequenos a colocar a "mão na massa". Crianças que adquirem gosto pela arte de cozinhar podem se tornar mais dispostas a experimentar variados alimentos, além de aumentar a conscientização e ingestão de receitas saudáveis.

Atividades de culinária adequadas para cada faixa etária:

3 anos	Levar a criança às compras; lavar frutas e verduras; adicionar e misturar ingredientes em um recipiente; rasgar folhas com as mãos para preparar uma salada.
4 anos	Abrir pacotes; amassar frutas; untar formas; modelar biscoitos; cortar ervas com tesoura de ponta arredondada (escolar); peneirar ingredientes.
5-6 anos	Medir ingredientes; picar alimentos macios com as mãos ou faca sem corte; decorar pratos; modelar biscoitos; empanar alimentos.
7-8 anos	Abrir ou sovar a massa; bater ingredientes em batedeira ou processadores (com supervisão de adulto); ler uma receita.
9-12 anos	Abrir latas; utilizar forno de micro-ondas; quebrar ovos.

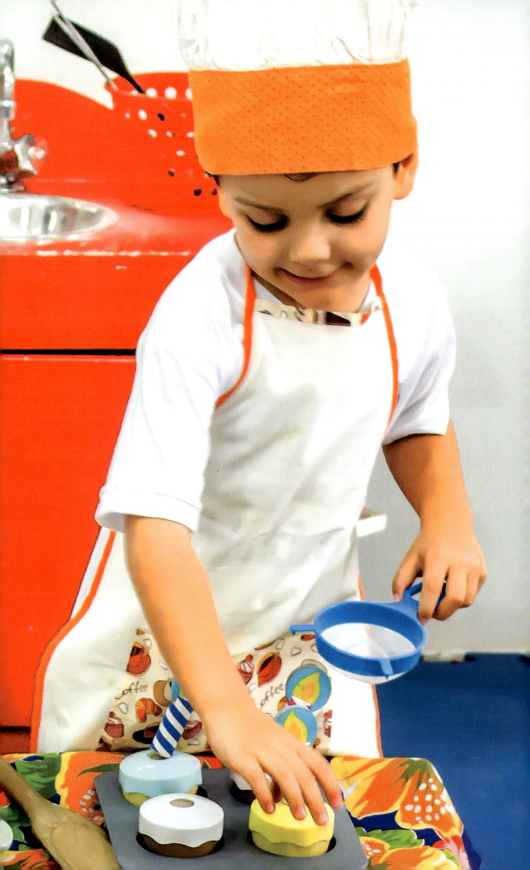

Perigos para uma boa nutrição

Devemos evitar alimentos industrializados e dar preferência aos preparados em casa. Além de serem feitos com amor, eles sempre oferecem mais nutrientes e menos substâncias químicas como, por exemplo, corantes, açúcares, conservantes, umectantes, ácidos, aditivos químicos e edulcorantes que, embora sejam permitidos pela legislação, são prejudiciais ao organismo. Mas lembre-se: sem radicalismos. Eventualmente, alguns industrializados podem ser aliados em tempos de correria.

Os maiores vilões da alimentação:

- *Açúcares:* o exagero pode contribuir para o excesso de peso, aumento da prevalência de cáries e mortalidade por doenças crônicas não transmissíveis como, por exemplo, doenças cardiovasculares e diabetes. Na segunda edição do Guia Alimentar para a População Brasileira, criado pelo Ministério da Saúde e publicado em 2014, a dica é simples: usar açúcares em pequenas quantidades. Evite os refinados e prefira os mais saudáveis (demerara, mascavo ou xarope de agave).
- *Sal:* o consumo exagerado pode aumentar o risco de desenvolver hipertensão arterial, doenças cardíacas, promover maior retenção de líquidos, sobrecarga renal e diminuir a absorção do cálcio pelos ossos. Alimentos industrializados utilizam muito cloreto de sódio para realçar sabor e por ser um conservante barato. Prefira o sal marinho ou o sal rosa, sendo este último mais puro e com maior concentração de minerais em sua composição.
- *Gorduras:* as gorduras têm papel importante na dieta, pois ajudam a manter a temperatura corporal, produzem e liberam hormônios, estimulam o crescimento, regulam o metabolismo energético e são importantes para várias funções. Mas o consumo em excesso das consideradas gorduras "ruins" pode levar à obesidade e a doenças do coração. Prefira o consumo de gorduras

monoinsaturadas e poli-insaturadas, como óleos de girassol, de oliva, abacate, sementes, castanhas e peixes.

- *Farinha refinada:* a farinha de trigo branca é um ingrediente pobre em nutrientes e com um alto índice glicêmico, ou seja, ela rapidamente se transforma em açúcar na nossa corrente sanguínea após a digestão, o que desencadeia sensação de fome rapidamente. Prefira as farinhas integrais, que possuem mais fibras e nutrientes importantes.

Outro cuidado a ser tomado é a seleção dos alimentos. Se os pais não comem verduras, saladas, frutas e legumes, dificilmente a criança aceitará incluir esses alimentos em seu cardápio. Evitar reclamar dos alimentos ou de sua estrutura física diante das crianças é fundamental para não aumentar as chances de um transtorno alimentar futuro.

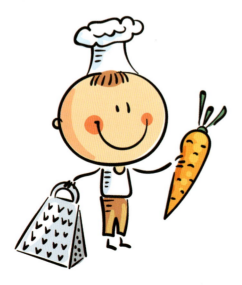

Intolerâncias e alergias alimentares

Algumas crianças são mais suscetíveis a desencadear reações por certos alimentos. Quando o organismo não possui determinada enzima para digerir uma parte do alimento, acontece um fenômeno chamado intolerância alimentar. Os sintomas aparecem principalmente no trato gastrointestinal.

Já nas alergias alimentares, o organismo interpreta que alguma proteína do alimento é um corpo estranho, e induz o sistema imunológico a liberar anticorpos, até mesmo quando há ingestão de quantidades mínimas do ingrediente. Os sintomas são mais generalizados e variam desde erupções cutâneas, fadiga, letargia, enxaqueca, eczema, asma, rinite, até problemas mais sérios como as anafilaxias e epilepsias. O tratamento após diagnóstico médico dependerá da eliminação de determinados alimentos consumidos, necessitando-se de uma cuidadosa supervisão dietética.

As receitas deste livro fornecem algumas opções de substituições para que as crianças com alergias e intolerâncias também possam aproveitar essas delícias!

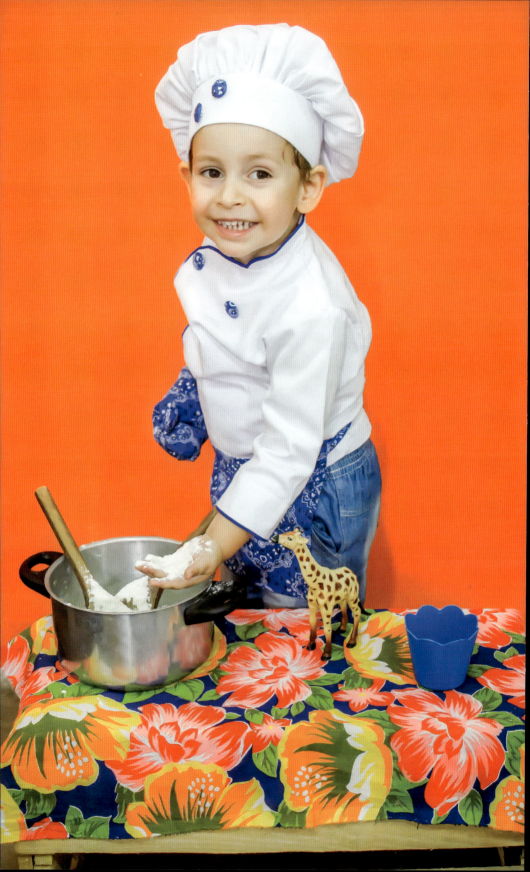

Lancheira gostosa e nutritiva!

Elaborei aqui opções saudáveis para o lanche escolar. No cardápio, você encontrará combinações com as receitas apresentadas neste livro. Sugiro que a criança tenha uma garrafinha térmica e, se possível, uma bolsa ou um recipiente térmico, para manter os alimentos fresquinhos por mais tempo em qualquer época do ano.

Este livro tem o objetivo principal de ensinar receitas para lanches nutritivos, contribuir para a boa alimentação de nossos pequenos e proporcionar um futuro mais saudável para as próximas gerações. A Organização Mundial de Saúde (OMS) define saúde como "um estado de completo bem-estar físico, mental e social e não somente ausência de afecções e enfermidades".

Espero que esta obra seja muito proveitosa para toda a família! Que, juntos, pais e filhos tenham mais amor, união e interação ao preparar os alimentos, fazendo das refeições um momento muito mais agradável.

Bom apetite!

Lancheirinhas prontas

- Chá de camomila
- Banana
- Panqueca de aveia recheada com patê de tofu

- Suco integral de uva diluído em água
- Maçã
- Cupcake integral de pizza

- Água de coco
- Mexerica
- Crepioca de coco com maçã

- Chá gelado de frutas vermelhas
- Manga picadinha
- Sanduíche de pão integral caseiro com pasta de ricota

- Suco natural de maracujá
- Pêra
- Biscoito de aveia com banana

- Chá de casca de abacaxi
- Kiwi
- Cuscuz marroquino de frango

- Suco natural de melão
- Abacaxi picado
- Barra de cereal

- Água aromatizada com limão e hortelã
- Melancia picadinha
- Nuggets de frango

- Chá de pêssego gelado
- Figo
- Quibe assado de abóbora com quinoa

- Suco natural de lima da pérsia
- Laranja
- Bolinho de legumes assado

- Chá de hortelã
- Nectarina
- Panqueca de banana

- Água de coco
- Mexerica
- Pão de batata-doce

- ✓ Chá de maçã
- ✓ Banana
- ✓ Almôndega de quinoa

- ✓ Suco natural de melancia
- ✓ Manga
- ✓ Bolo integral de maçã

- ✓ Chá de erva-doce
- ✓ Maçã
- ✓ Torta de abóbora

- ✓ Água aromatizada com morangos e manjericão
- ✓ Melão
- ✓ Muffin de batata

- ✓ Água de coco
- ✓ Uva
- ✓ Forminha de cenoura

- ✓ Chá de erva-cidreira
- ✓ Mamão formosa
- ✓ Pãozinho de tapioca com ricota

- ✓ Água aromatizada com laranja
- ✓ Ameixa
- ✓ Cookie de tâmara

- ✓ Chá gelado de casca de abacaxi
- ✓ Morangos*
- ✓ Brownie de feijão azuki

- ✓ Suco de uva integral diluído em água
- ✓ Pêssego
- ✓ Biscoito integral salgado

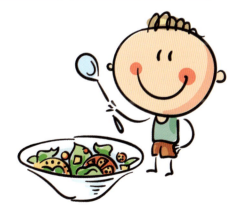

* Morangos não devem ser oferecidos para crianças menores de 1 ano pelo potencial alergênico.

Sazonalidade das frutas

As frutas são sugestões, mas dependemos muito da sazonalidade. A tabela a seguir mostra qual a melhor época para comprar cada fruta aqui no Brasil. Com ela, você fica sabendo as que estão sendo produzidas. A vantagem de comprar as frutas na época certa é garantir melhor qualidade, preço e produtos mais frescos e saborosos.

Produtos	Jan	Fev	Mar	Abr	Mai	Jun	Jul	Ago	Set	Out	Nov	Dez
Abacate Breda/Margarida												
Abacate Fucks/Geada												
Abacate Fortuna/Quintal												
Abacaxi Havaí												
Abacaxi Pérola												
Abiu												
Acerola												
Ameixa Estrangeira												
Ameixa Nacional												
Amêndoa												
Amora												
Atemóia												
Avelã												
Banana Maçã												
Banana Nanica												
Banana Prata												
Caju												
Caqui												
Carambola												
Castanha Estrangeira												
Castanha Nacional												
Cereja Estrangeira												
Cidra												
Coco Verde												
Cupuaçu												
Damasco Estrangeiro												
Figo												
Framboesa												
Goiaba												
Graviola												
Greap Fruit												
Jabuticaba												
Jaca												
Kiwi Nacional												
Kiwi Estrangeiro												
Laranja Baia												
Laranja Lima												
Laranja Pera												
Lichia												
Lima da Pérsia												
Limão Taiti												

Produtos	Jan	Fev	Mar	Abr	Mai	Jun	Jul	Ago	Set	Out	Nov	Dez
Maçã Nacional Fuji	MÉDIO	FRACO	FRACO	FRACO	FRACO	MÉDIO	FRACO	FRACO	FRACO	FRACO	FRACO	FRACO
Maçã Nacional Gala	FRACO	FRACO	FRACO	FRACO	FRACO	FRACO	FRACO	FRACO	FRACO	FRACO	FRACO	FRACO
Maçã Estrangeira Granny Smith	FRACO	FRACO	FRACO	FRACO	FRACO	FRACO	FRACO	FRACO	FRACO	FRACO	FRACO	FRACO
Maçã Estrangeira Red Del	FRACO	FRACO	FRACO	FRACO	FRACO	FRACO	FRACO	FRACO	FRACO	FRACO	FRACO	FRACO
Mamão Formosa	FORTE	FORTE	FORTE	FORTE	FORTE	FORTE	FORTE	FORTE	FORTE	FORTE	FRACO	FRACO
Mamão Havaí	FORTE	FORTE	FORTE	FORTE	FORTE	FRACO	FRACO	FORTE	FORTE	FORTE	FORTE	FORTE
Manga Haden	FRACO	FRACO	FRACO	FRACO	FRACO	FRACO	FRACO	FRACO	FRACO	FRACO	FRACO	FRACO
Manga Palmer	FORTE	MÉDIO	FRACO	FRACO	FRACO	FRACO	FRACO	FRACO	FRACO	FRACO	FRACO	FORTE
Manga Tommy	MÉDIO	FRACO	FRACO	FRACO	FRACO	FRACO	FRACO	FRACO	FRACO	MÉDIO	FRACO	FRACO
Mangostão	MÉDIO	FRACO	FRACO	FORTE	FORTE	FRACO	FRACO	FRACO	FRACO	FRACO	FRACO	FRACO
Maracujá Azedo	FRACO	FRACO	FRACO	FRACO	FRACO	FRACO	FRACO	FRACO	FRACO	FRACO	FRACO	FRACO
Maracujá Doce	FORTE	FORTE	FRACO	FRACO	FRACO	FRACO	FRACO	FRACO	FRACO	FRACO	FRACO	MÉDIO
Marmelo	FORTE	FRACO	FRACO	FRACO	FRACO	FRACO	FRACO	FRACO	FRACO	FRACO	FRACO	FRACO
Melancia	FORTE	FORTE	FORTE	FRACO	FRACO	FRACO	FRACO	FRACO	FRACO	FRACO	FRACO	FORTE
Melão Amarelo	MÉDIO	FRACO	FRACO	FRACO	FRACO	FRACO	FRACO	FRACO	FRACO	FRACO	FRACO	FRACO
Mexerica	FRACO	FRACO	FRACO	FRACO	FRACO	MÉDIO	FRACO	FRACO	FRACO	FRACO	FRACO	FRACO
Morango	FRACO	FRACO	FRACO	FRACO	FRACO	FRACO	FRACO	FRACO	FRACO	FRACO	FRACO	FRACO
Nectarina Estrangeira	FORTE	FRACO	FRACO	FRACO	FRACO	FRACO	FRACO	FRACO	FRACO	FRACO	FRACO	FRACO
Nectarina Nacional	FRACO	FRACO	FRACO	FRACO	FRACO	FRACO	FRACO	FRACO	FRACO	FRACO	FRACO	FRACO
Nêspera	FRACO	FRACO	FRACO	FRACO	FRACO	FRACO	FRACO	MÉDIO	FRACO	FRACO	FRACO	FRACO
Nozes	FRACO	FRACO	FRACO	FRACO	FRACO	FRACO	FRACO	FRACO	FRACO	FRACO	FRACO	FRACO
Pêra Nacional	MÉDIO	FRACO	MÉDIO	MÉDIO	FRACO	FRACO	FRACO	FRACO	FRACO	FRACO	FRACO	FRACO
Pêra Estrangeira	FRACO	MÉDIO	FRACO	FRACO	FRACO	FRACO	FRACO	FRACO	FRACO	FRACO	FRACO	FRACO
Pêssego Nacional	MÉDIO	FRACO	FRACO	FRACO	FRACO	FRACO	FRACO	FRACO	FRACO	FRACO	FRACO	FRACO
Pêssego Estrangeiro	FORTE	FORTE	FRACO	FRACO	FRACO	FRACO	FRACO	FRACO	FRACO	FRACO	FRACO	FORTE
Physalis	FRACO	FRACO	FRACO	FRACO	FRACO	FRACO	FRACO	FRACO	FRACO	FRACO	FRACO	FRACO
Pinha	FRACO	MÉDIO	FRACO	FRACO	FRACO	FRACO	FRACO	FRACO	FRACO	FRACO	FRACO	FRACO
Pitaia	FRACO	FRACO	FRACO	FRACO	FRACO	FRACO	FRACO	FRACO	FRACO	FRACO	FRACO	FRACO
Quincam	FRACO	FRACO	FRACO	FRACO	FRACO	FRACO	FRACO	FRACO	FRACO	FRACO	FRACO	FRACO
Romã	FORTE	MÉDIO	FRACO	FRACO	FRACO	FRACO	FRACO	FRACO	FRACO	FRACO	FRACO	FRACO
Sapoti	FORTE	MÉDIO	FRACO	FRACO	FRACO	FRACO	MÉDIO	FRACO	FRACO	FRACO	FRACO	FRACO
Seriguela	FRACO	FRACO	FRACO	FRACO	FRACO	FRACO	FRACO	FRACO	FRACO	FRACO	FRACO	FRACO
Tâmara	FRACO	FRACO	FRACO	FRACO	FRACO	FRACO	FRACO	FRACO	FRACO	FRACO	FRACO	MÉDIO
Tamarindo	FRACO	FRACO	FORTE	FORTE	FRACO	FRACO	FRACO	FRACO	FRACO	FRACO	FRACO	FRACO
Tangerina Cravo	FRACO	FRACO	FRACO	FRACO	FRACO	FRACO	FORTE	FRACO	FRACO	FRACO	FRACO	FRACO
Tangerina Murcot	FRACO	FRACO	FRACO	FRACO	FRACO	FRACO	FRACO	FRACO	FRACO	FRACO	FRACO	FRACO
Tangerina Poncam	FRACO	FRACO	FRACO	MÉDIO	FRACO	FRACO	FRACO	FRACO	FRACO	FRACO	FRACO	FRACO
Uva Itália	MÉDIO	MÉDIO	FRACO	FRACO	FRACO	FRACO	FRACO	FRACO	FRACO	FRACO	FRACO	FRACO
Uva Niagara	FRACO	FRACO	FRACO	FRACO	FRACO	FRACO	FRACO	FRACO	FRACO	FRACO	FRACO	FRACO
Uva Rubi	FORTE	FORTE	FRACO	FRACO	FRACO	FRACO	FRACO	FRACO	FRACO	FRACO	FRACO	FORTE
Uva Thompson	FRACO	FRACO	FRACO	FRACO	FRACO	FRACO	FRACO	FRACO	FRACO	FRACO	FRACO	FRACO
Uva Estrangeira	MÉDIO	FRACO	FRACO	FRACO	FRACO	MÉDIO	FRACO	FRACO	FRACO	FRACO	FRACO	FRACO

FRACO   MÉDIO   FORTE

Fonte: <http://www.ceagesp.gov.br/wp-content/uploads/2015/05/produtos_epoca.pdf>.

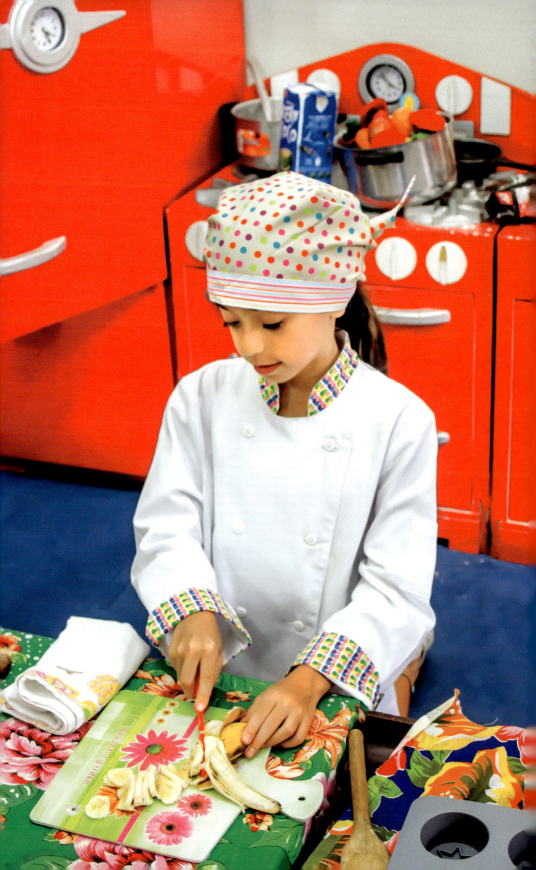

Águas aromatizadas

Laranja com canela

Ingredientes

- 1 laranja com casca, lavada e cortada em rodelas finas
- 3 paus de canela
- 1 litro de água

Modo de preparo

Coloque em uma jarra a água, as rodelinhas de laranja e a canela. Deixe na geladeira a noite inteira.

Limão e hortelã

Ingredientes

- 1 limão (tahiti ou siciliano) com casca, lavado e cortado em rodelas finas
- 10 folhas de hortelã, lavadas
- 1 litro de água

Modo de preparo

Coloque em uma jarra a água, as rodelinhas de limão e os ramos de hortelã limpos. Deixe na geladeira a noite inteira.

Morango com cidreira

Ingredientes

- 1 saquinho de chá (ou 2 folhas frescas) de erva-cidreira
- Morangos em rodelas (a gosto)
- 1 litro de água

Modo de preparo

Prepare o chá com 200 ml de água e deixe esfriar. Coloque em uma jarra o restante da água, as rodelinhas de morango e o chá. Deixe na geladeira a noite inteira.

Morango, uva e manjericão

Ingredientes

- 6 morangos cortados ao meio, no sentido do comprimento
- 6 bagos de uva cortados em quatro partes
- 10 folhas de manjericão frescos
- 1 litro de água

Modo de preparo

Coloque todos os ingredientes em uma jarra. Deixe na geladeira a noite inteira.

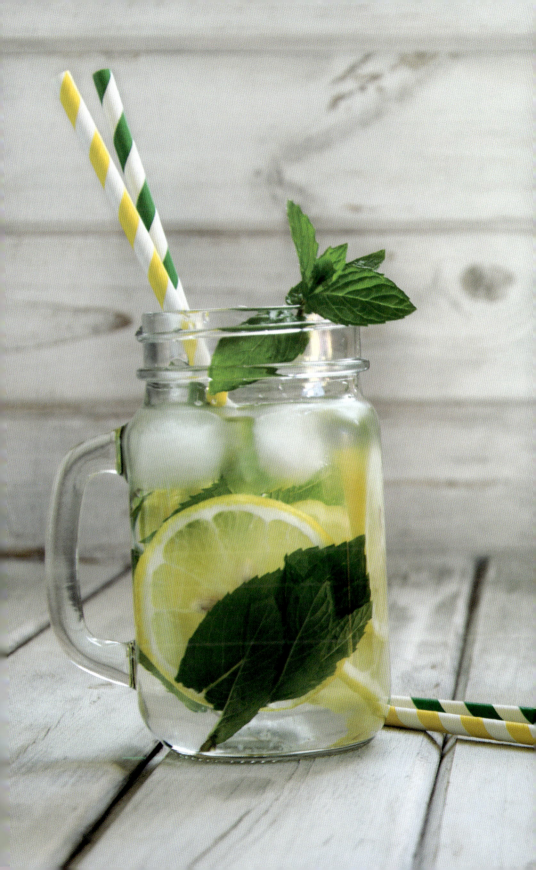

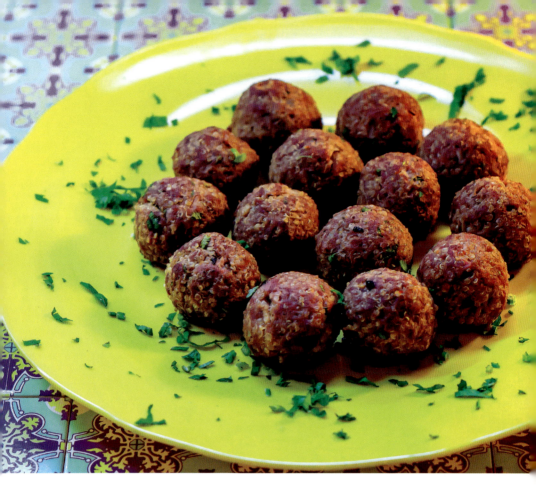

Ingredientes

- 1 colher (sopa) de azeite
- 1 xícara (chá) de quinoa crua em grãos
- 2 xícaras (chá) de água
- 1/2 cebola picada em cubinhos
- 1 dente de alho pequeno
- 500 gramas de patinho moído
- Sal e pimenta a gosto

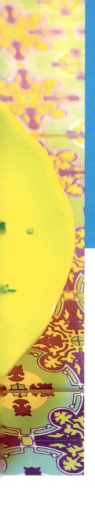

Almôndega
de carne com quinoa

(Receita sem glúten e sem lactose)

Modo de preparo

Refogue o alho e a cebola com o azeite em fogo alto. Acrescente a quinoa e mexa por alguns segundos. Adicione a água e deixe ferver. Abaixe o fogo, tampe a panela e deixe cozinhar até a água secar e a quinoa ficar cozida. Espere esfriar. Misture a quinoa à carne moída. Tempere com sal e pimenta a gosto. Faça bolinhas do tamanho de sua preferência. Leve ao forno médio para assar, por mais ou menos 15 a 20 minutos.

Rendimento

Aproximadamente 28 unidades.

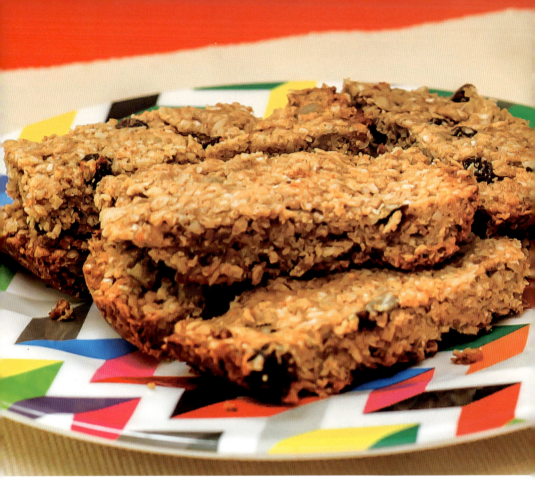

Ingredientes

- 2 xícaras (chá) de aveia em flocos
- ½ xícara (chá) de uvas-passas
- ½ xícara (chá) de coco ralado
- ¼ xícara (chá) de semente de girassol sem sal
- 1/3 xícara (chá) de manteiga
- 1 xícara (chá) de pasta de amendoim sem açúcar ou adoçada com açúcar mascavo
- 1 xícara (chá) de açúcar mascavo
- 2 colheres (chá) de essência de baunilha
- 1 colher (chá) de canela
- 1 colher (chá) de noz-moscada
- ½ colher (chá) de sal
- 1 ovo

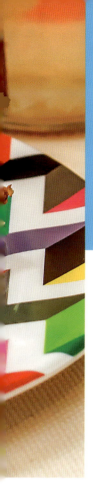

Barra de cereal

Fonte: Mundo Gloob.

Modo de preparo

Preaqueça o forno em temperatura média (180 graus). Misture a aveia, as passas, o coco e as sementes de girassol em um recipiente. Em uma panela, coloque a manteiga, a pasta de amendoim, o açúcar mascavo, a essência de baunilha, a canela, o sal e a noz-moscada e aqueça em fogo baixo até derreter tudo. Misture os ingredientes secos com os molhados e acrescente o ovo. Mexa bem. Coloque em uma assadeira untada e espalhe muito bem, alisando e pressionando com a parte de trás de uma colher, para que fique uma camada fina. Asse por aproximadamente 30 minutos. Espere pelo menos 1 hora para cortar em formatos de barrinha.

Rendimento

Aproximadamente 15 unidades.

Dica

Use a manteiga Ghee, que é o óleo purificado da manteiga, onde toda a água e os elementos sólidos, toxinas da gordura do leite e lactose são removidos. Vendida em lojas de produtos naturais.

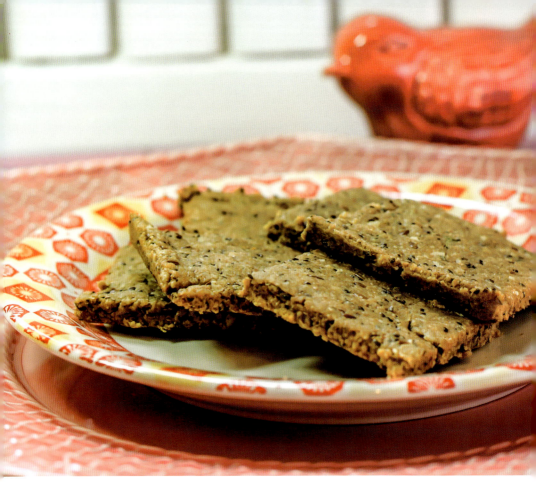

Ingredientes

- ½ xícara (chá) de água
- ½ xícara (chá) de azeite de oliva extravirgem
- 1 colher (café) de sal
- 2 xícaras (chá) de farinha de trigo integral
- ½ xícara (chá) de farelo de aveia
- 1 ou 2 colheres (sopa) de "tempero"

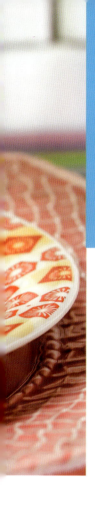

Biscoito
integral salgado

(Receita sem lactose)

Sugestões de "tempero"
(você também pode criar o seu)

- 1 colher (sopa) de cebola desidratada
- 1/2 colher (sopa) de alho desidratado
- 1 colher (sopa) de ervas desidratadas
- 1 colher (sopa) de chia
- 1 colher (sopa) de linhaça
- 2 colheres (sopa) de azeitonas picadas
- 2 colheres (sopa) de queijo parmesão ralado

Modo de preparo

Coloque todos os ingredientes em uma tigela. Misture bem com a mão. Espalhe em uma assadeira de 25 cm e, com a ajuda de um rolo ou uma garrafa, abra bem a massa, de forma a deixá-la bem nivelada, numa espessura de mais ou menos 0,5 cm. Faça as marcações dos biscoitos com uma faca ou uma carretilha de cortar pastel (isso seria o ideal). Leve ao forno alto por 15 minutos ou até que estejam douradinhos. Espere esfriar bem e guarde em um pote bem fechado ou no freezer.

Rendimento

20 unidades.

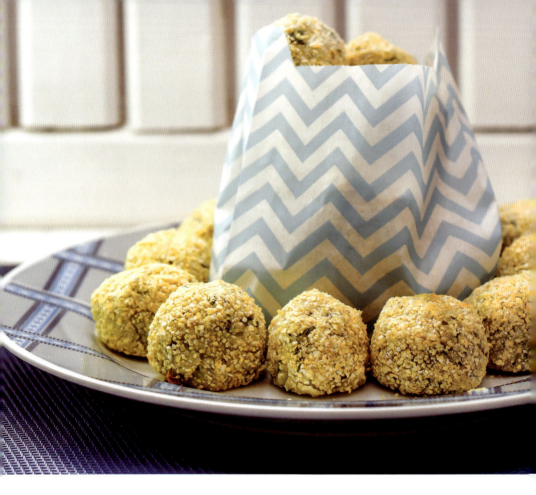

Ingredientes

- 1 batata-doce
- 3 batatas-inglesas
- 2 inhames
- 1 abobrinha
- Alecrim
- Sal
- Flocos de milho pré-cozidos

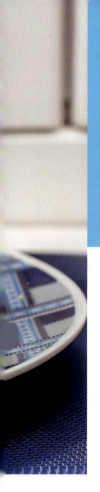

Bolinho de legumes assado

(Receita sem glúten e sem lactose)

Modo de preparo

Cozinhe os inhames, as batatas e a batata-doce. Descasque, amasse e faça um purê. Rale a abobrinha e tempere com sal e alecrim. Misture com o purê e faça bolinhas. Empane nos flocos de milho pré-cozidos. Coloque em assadeira antiaderente ou untada com azeite e leve ao forno por 20 minutos, ou até que doure.

Rendimento

40 unidades.

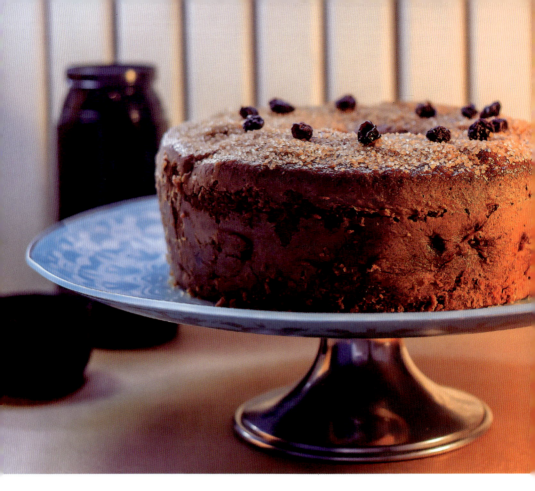

Ingredientes

- 4 ovos
- 1 xícara (chá) de óleo
- 1 ½ xícara (chá) de açúcar demerara
- 4 maçãs fuji descascadas e picadas em pedaços não muito pequenos (reserve as cascas)
- ½ xícara (chá) de nozes ou castanhas
- 1 xícara (chá) de passas
- 1 ½ xícara (chá) de farinha de trigo
- 1 ½ xícara (chá) de farinha de trigo integral
- 1 colher (sopa) de fermento em pó

Bolo de maçã integral

(Receita sem lactose)

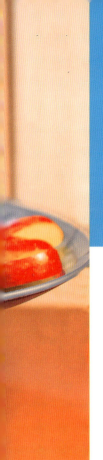

Modo de preparo

Coloque no liquidificador os ovos, o óleo, o açúcar, as cascas das maçãs e bata bem. Em uma tigela, junte as maçãs picadas, as nozes ou castanhas, as passas, a farinha de trigo e a farinha integral. Acrescente a mistura do liquidificador e misture bem. Por último, adicione o fermento. Leve ao forno preaquecido e asse em temperatura média (180 graus) por aproximadamente 50 minutos ou até dourar. Finalize polvilhando açúcar e canela.

Rendimento

Um bolo grande, de até 16 porções.

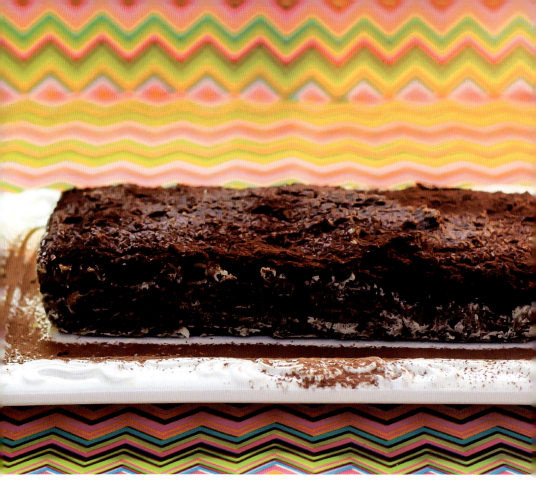

Ingredientes

- 300 gramas de feijão azuki cozido
- 2 ovos
- 1 banana bem madura amassada
- 8 colheres (sopa) de farelo de aveia
- 4 colheres (sopa) de óleo de coco
- 2 colheres (sopa) de cacau em pó
- 1 colher (chá) de fermento em pó
- 2 colheres (sopa) de agave ou melado
- 2 colheres (sopa) de açúcar mascavo
- ½ xícara de castanha-do-pará triturada

Brownie
de feijão azuki

(Receita sem lactose)

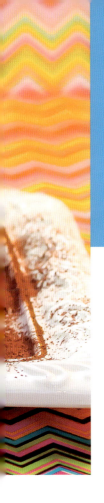

Modo de preparo

Processe os ingredientes, colocando primeiro os ovos, o óleo, a banana, o feijão, o farelo de aveia, o cacau, o agave ou melado e o açúcar mascavo, até que fique bem cremoso. Acrescente as castanhas e o fermento, misturando delicadamente. Coloque a massa em uma forma untada de bolo inglês ou em forminhas de cupcake. A altura da massa não deve ser alta. Leve para assar no forno em temperatura média (180 graus) por 50 minutos aproximadamente.

Rendimento

Duas formas de bolo inglês ou 10 cupcakes.

Dica

Para deixar a receita isenta de glúten, substitua a aveia por farinha de quinoa, de arroz ou de amaranto.

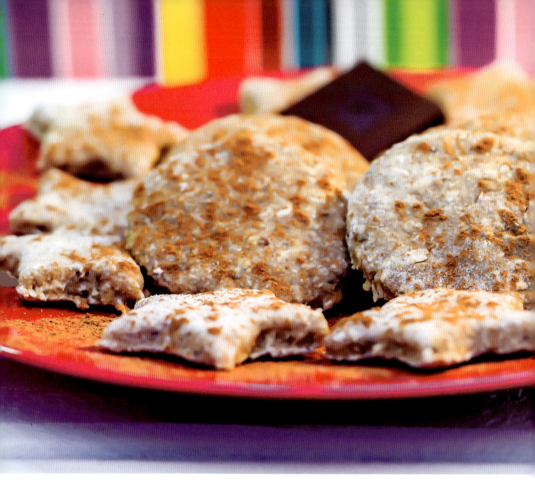

Ingredientes

- 100 gramas de manteiga em temperatura ambiente
- 2 bananas maduras amassadas
- 1 xícara (chá) de açúcar demerara
- 1 xícara (chá) de cereal (aveia, quinoa, amaranto ou um mix desses cereais)
- 2 xícaras (chá) de farinha de trigo integral
- 1 colher (sopa) de semente de chia ou linhaça
- 1 colher (sopa) de cacau em pó
- 2 colheres (sopa) de cacau nibs ou passas

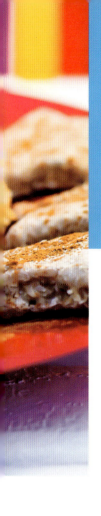

Cookie de banana com cereais

(Receita sem lactose)

Modo de preparo

Misture a manteiga com a banana. Acrescente os demais ingredientes e amasse com a mão até formar uma massa homogênea. Faça bolinhas e achate com a palma da mão ou utilize cortador de biscoitos. Preaqueça o forno por 5 minutos. Coloque em forma antiaderente e leve para assar em forno baixo por 15 minutos. Passado esse tempo, desligue e deixe terminar de assar por mais 10 minutos com o forno desligado. Não deixe muito tempo para que não fique muito crocante, caso queira oferecer a crianças.

Rendimento

Depende muito do formato e tamanho do cortador de biscoito. O modo sugerido rende 35 biscoitos.

Dica

Use a manteiga Ghee, que é o óleo purificado da manteiga, onde toda a água e os elementos sólidos, toxinas da gordura do leite e lactose são removidos. Vendida em lojas de produtos naturais.

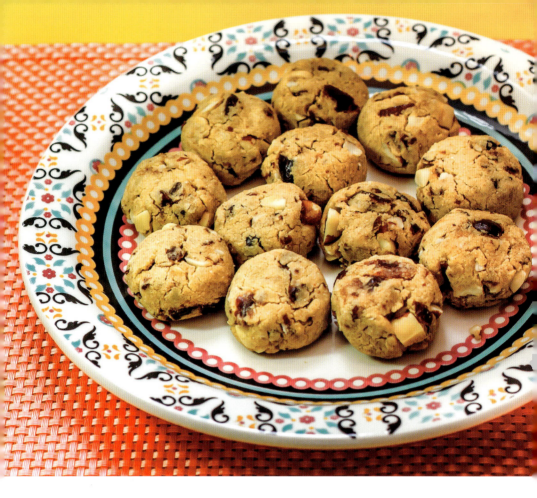

Ingredientes

- 3 colheres (sopa) de manteiga
- 2 xícaras (chá) de farinha de arroz
- 1 colher (chá) de bicarbonato de sódio
- 1/2 xícara (chá) de amaranto
- 250 gramas de tâmaras picadas
- 100 gramas de castanhas picadas
- 1 colher (chá) de essência de amêndoa
- 3 ovos batidos

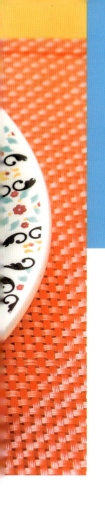

Cookie de tâmara

(Receita sem glúten)

Modo de preparo

Preaqueça o forno a 180 graus. Forre uma assadeira com papel manteiga ou use uma boa forma antiaderente. Numa tigela, misture a manteiga com a farinha, peneire o bicarbonato de sódio, coloque o amaranto, as castanhas e tâmaras. Adicione a essência e os ovos. Incorpore bem os ingredientes. Faça bolinhas com a massa e coloque na assadeira. Pressione levemente e asse por 25 minutos.

Rendimento

30 unidades.

Dica

Use a manteiga Ghee, que é o óleo purificado da manteiga, onde toda a água e os elementos sólidos, toxinas da gordura do leite e lactose são removidos. Vendida em lojas de produtos naturais.

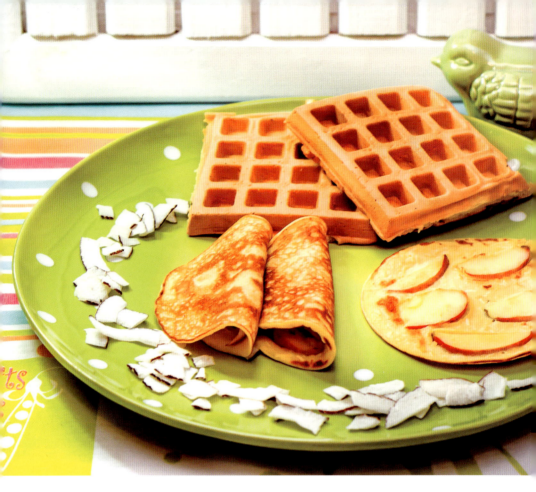

Ingredientes

- 1 ovo
- 2 colheres (sopa) de goma de tapioca hidratada
- 1 colher (sopa) de farinha de quinoa
- 1 colher (sobremesa) de coco ralado
- 1 colher (sobremesa) de leite de coco
- 1 colher (sobremesa) de mel
- 1/2 maçã pequena cortada em lâminas bem fininhas

Crepioca
de coco com maçã

(Receita sem glúten e sem lactose)

Modo de preparo

Misture os ingredientes, exceto a maçã. Unte uma frigideira antiaderente com um pouco de óleo de coco, coloque uma camada de massa e cubra com as lâminas de maçã. Deixe dourar dos dois lados, como uma panqueca. Você pode também colocar em máquina elétrica de waffle.

Rendimento

2 waffles grandes ou 3 panquecas pequenas de frigideira.

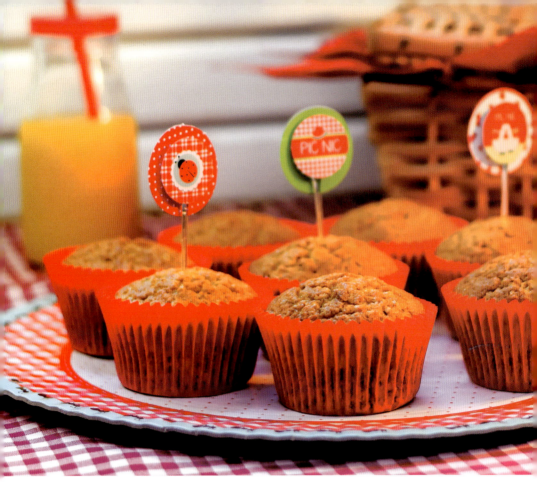

Ingredientes

- 2 cenouras grandes raladas sem a casca
- 1 xícara (chá) de óleo de girassol
- 2 xícaras (chá) de açúcar demerara
- 1 xícara (chá) de farinha de trigo comum (ou farinha de arroz)
- 2 xícaras (chá) de farinha de trigo integral (ou farinha de sorgo)
- 1 colher (sopa) de fermento em pó
- 4 ovos

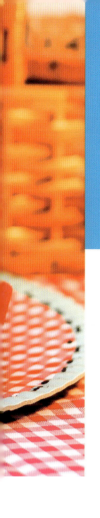

Cupcake integral de cenoura

(Receita sem lactose)

Modo de preparo

Bata no liquidificador a cenoura, o ovo e o óleo. Misture a farinha, o açúcar e o fermento em um recipiente. Despeje o líquido e mexa delicadamente com uma colher. Coloque em forminhas de cupcake. Leve para assar a 180 graus, por 30 minutos aproximadamente.

Dica

Cubra com um pouquinho de mel ou xarope de agave quando desenformar.

Rendimento

Aproximadamente 25 cupcakes.

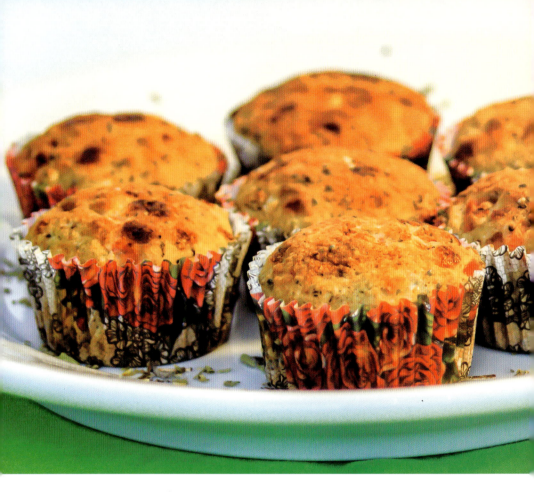

Ingredientes

- 1 ovo
- 4 colheres (sopa) de leite desnatado
- 1 colher (sopa) de azeite
- 2 colheres (sopa) de farinha de aveia
- 1 colher (sopa) de farinha de quinoa
- 1 colher (sopa) de farinha integral
- 1 colher (sopa) de chia
- 2 fatias de queijo branco picado em cubinhos pequenos
- Tomate cereja picadinho ou ½ tomate cortado em cubinhos pequenos
- 1 colher (chá) de fermento em pó
- 1 colher (sopa) de queijo ralado
- Sal e orégano a gosto

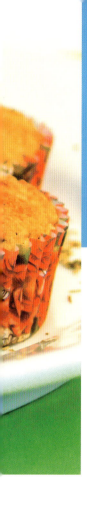

Cupcake integral de pizza

Modo de preparo

Misture tudo e coloque em forma de minicupcake. Leve para assar até dourar ou coloque na máquina de cupcake por 7 minutos.

Rendimento

Aproximadamente 12 minicupcakes.

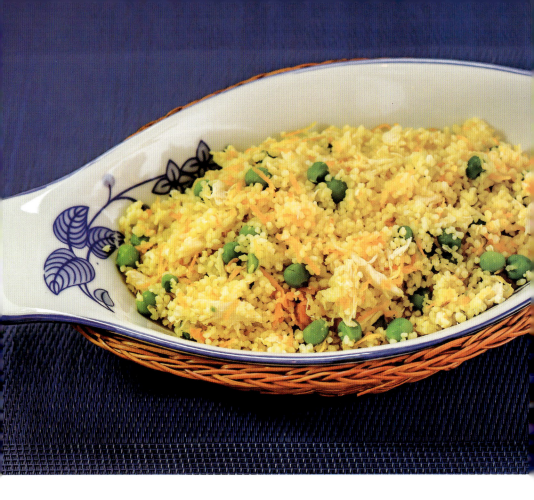

Ingredientes

- 250 gramas de cuscuz marroquino
- 250 ml de água para o cozimento do cuscuz
- 1 cenoura grande ralada
- ½ peito de frango cozido em água e sal e desfiado
- 6 colheres (sopa) de azeite
- 1 xícara (chá) de uva-passa escura, ervilha ou milho
- Salsinha e cebolinha a gosto
- Sal a gosto
- Azeitona (opcional) a gosto

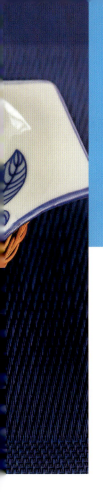

Cuscuz marroquino de frango

Modo de preparo

Cozinhe o peito de frango em água e sal, desfie e reserve.

Em uma panela, ferva a água com sal e 3 colheres de azeite. Ao ferver, desligue o fogo e acrescente o cuscuz, mexendo delicadamente com um garfo. Deixe hidratar por cerca de 4 minutos. Tempere com as 3 colheres restantes de azeite e adicione o frango, a cenoura, as passas e as ervas a gosto.

Se quiser, adicione azeitonas picadinhas. Fica uma delícia!

Rendimento

15 porções.

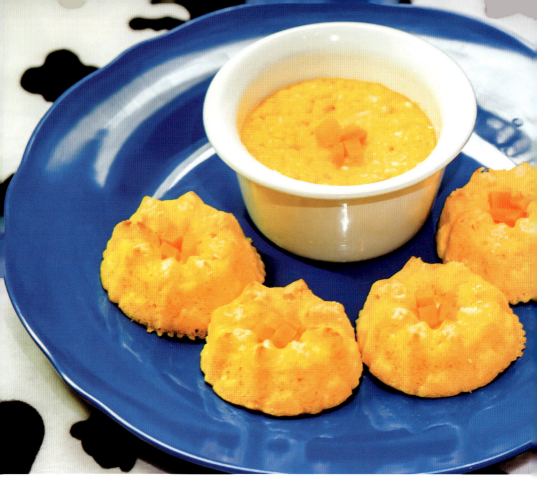

Ingredientes

- 1 ovo
- 2 claras
- 1 xícara (chá) de queijo cottage
- 2 cenouras médias picadinhas cozidas
- 1 colher (sopa) de amido de milho
- 1 colher (chá) de sal
- 2 colheres (sopa) de queijo parmesão ralado

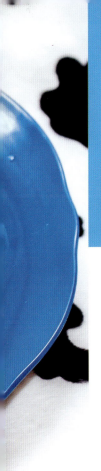

Forminha de cenoura

(Receita sem glúten)

Modo de preparo

Bata o ovo e as claras na batedeira até obter uma mistura cremosa. Reserve. No liquidificador, bata o queijo cottage, o queijo ralado e a cenoura. Caso o processamento seja difícil, acrescente 1 colher de sopa de leite para ajudar. Despeje em uma tigela e adicione os ovos batidos, o amido e o sal.

Distribua a massa em 6 forminhas para suflê, untadas com azeite e polvilhadas com parmesão. Preaqueça o forno e asse em temperatura média, por 30 minutos.

Desenforme depois de frio.

Rendimento

6 unidades.

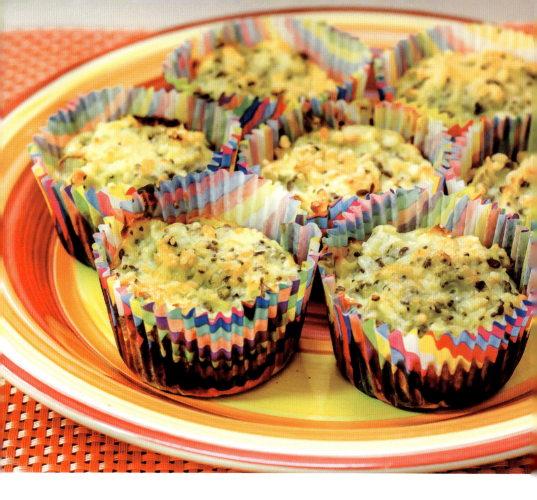

Ingredientes

- 500 gramas de batata-inglesa ralada sem casca
- 1 cebola ralada
- 1 ovo
- ½ embalagem de creme de ricota
- ½ xícara (chá) de farinha de trigo integral
- 2 colheres (sopa) de queijo ralado
- Sal a gosto
- Linhaça escura a gosto
- Salsinha picada a gosto

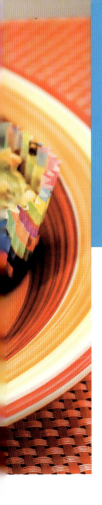

Muffin
de batata

(Receita sem glúten)

Modo de preparo

Em um recipiente, misture todos os ingredientes. Distribua em forminhas próprias para muffin, untadas e enfarinhadas, ou diretamente nas forminhas de papel. Polvilhe com queijo ralado. Asse em forno preaquecido a 220 graus durante 40 minutos, até dourar.

Rendimento

10 muffins grandes.

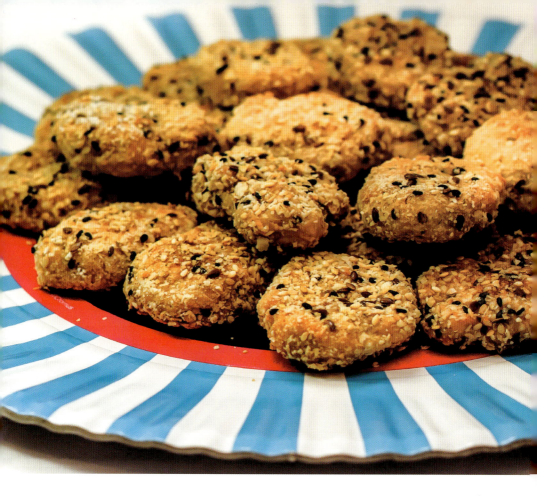

Ingredientes

- 600 gramas de peito de frango moído
- Alho picado a gosto
- ½ xícara (chá) de farinha de aveia
- 1 copo de leite
- Sal a gosto
- Farinha para empanar: flocos de aveia misturados com linhaça e gergelim

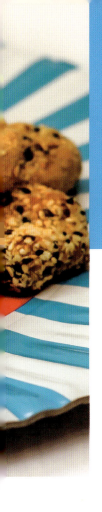

Nuggets
de frango

Modo de preparo

Coloque todos os ingredientes em uma tigela e misture até que vire uma pasta grossa e homogênea. Cubra com filme plástico e leve ao freezer por 1 hora. Retire do freezer e, com as mãos, molde os nuggets. Em seguida, passe na farinha de empanar.

Disponha em uma assadeira untada e pincele-os por cima com um pouco de óleo. Leve ao forno médio preaquecido e asse por 15 a 20 minutos. Depois, vire-os e deixe que assem do outro lado por mais 15 a 20 minutos.

Rendimento

30 unidades.

Dica

Para deixar a receita isenta de glúten, substitua a aveia usada na massa por farinha de quinoa e, para empanar, utilize quinoa em flocos.

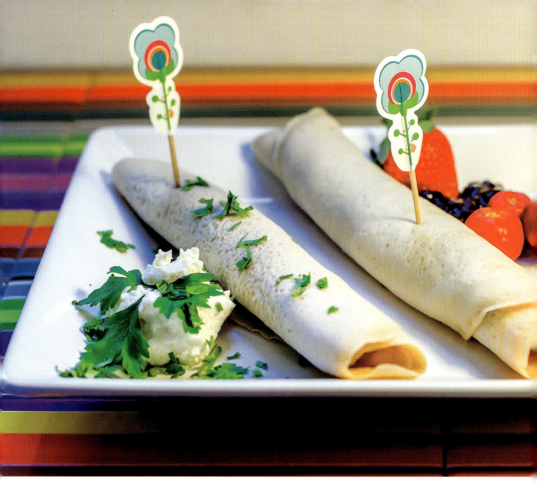

Ingredientes

- 1 copo (250 ml) de leite
- 1 ½ xícara (chá) de farinha de aveia
- 2 colheres (sopa) de óleo
- 2 ovos
- Sal a gosto
- 1 colher (sopa) de linhaça ou chia

Panqueca
de aveia

Modo de preparo

Bata tudo no liquidificador. Frite as massinhas de panqueca em frigideira antiaderente, untada com óleo de coco. Recheie com patês, geleia, queijo branco, tofu ou frango desfiado.

Rendimento

7 unidades.

Dica

Para deixar a receita isenta de glúten, substitua a aveia por farinha de quinoa ou de amaranto.

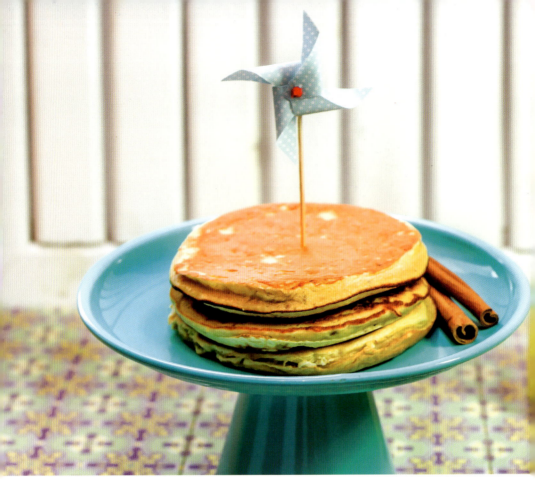

Ingredientes

- 1 banana bem madura, amassada
- 1 pitada de canela
- 2 ovos ligeiramente batidos
- 4 colheres (sopa) de aveia
- 4 colheres (sopa) de farinha de quinoa
- 4 colheres (sopa) de amaranto
- 1 colher (chá) de fermento em pó
- Passas (opcional; deixa um sabor mais adocicado)

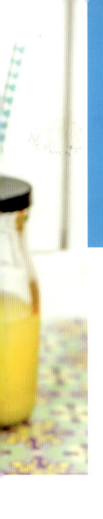

Panqueca de banana

(Receita sem lactose)

Modo de preparo

Misture todos os ingredientes. Unte uma frigideira antiaderente com óleo de coco e doure a panqueca dos dois lados.

Rendimento

3 panquecas pequenas.

Dicas

- ✓ Se a banana não estiver bem madura, acrescente 1 colher (sopa) de açúcar mascavo ou demerara.

- ✓ Quando a panqueca esfriar, experimente cortá-la com moldes de biscoito. As crianças amam comer as panquecas em formatos de estrelinhas, bonequinhos, corações... Use a criatividade!

- ✓ A aveia contém uma quantidade pequena de glúten. Caso queira deixar a receita isenta de glúten, substitua a aveia por mais quinoa ou amaranto.

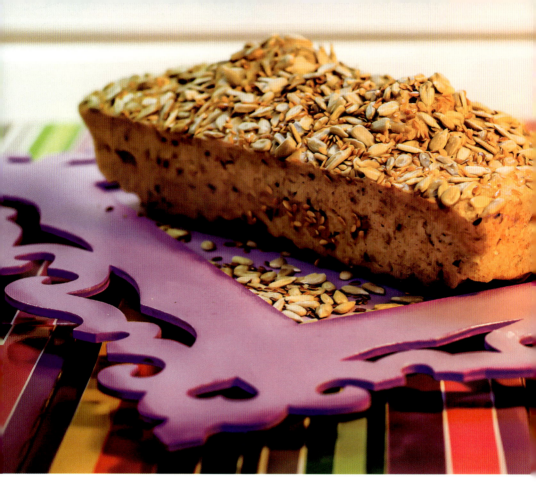

Ingredientes

- 1 xícara (chá) de farinha de trigo integral
- 1 xícara (chá) de farinha de trigo
- 1 colher (sopa) de fermento em pó
- 1 colher (chá) de sal
- 1 colher (sopa) de açúcar mascavo ou demerara
- ½ xícara (chá) de óleo
- ½ xícara (chá) de água
- 4 ovos
- 3 colheres (sopa) de linhaça
- ¼ xícara (chá) de semente de girassol (para a massa e para polvilhar)
- Linhaça, chia, gergelim a gosto (para polvilhar)

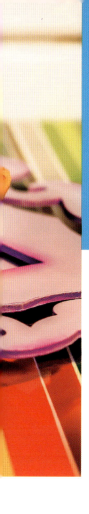

Pão integral rápido

(Receita sem lactose)

Receita de Marina Linberger, chef de cozinha internacional e blogueira do canal "Só penso em comida".

Modo de preparo

Em um recipiente, misture os ingredientes secos: as farinhas, o fermento, o açúcar e o sal. Abra um buraco no meio e acrescente a água, o óleo, a linhaça e os ovos. Mexa com uma colher. Acrescente um pouco da semente de girassol no meio da massa, para deixá-la mais crocante. A massa fica semelhante à de bolo.

Unte e enfarinhe um refratário de vidro ou use uma forma de silicone no formato de bolo inglês. Polvilhe com a semente de girassol e os grãos a sua escolha: linhaça, chia, gergelim. Leve ao forno micro-ondas em potência máxima por 5 minutos. Desenforme ainda morno. Coloque em uma assadeira polvilhada com farinha e leve ao forno preaquecido a 200 graus, por cerca de 8 a 10 minutos. Deixar dourar para criar uma casquinha crocante e deliciosa por fora.

Rendimento

1 pão na forma de bolo inglês ou 2 pães em forma de vidro (8 cm).

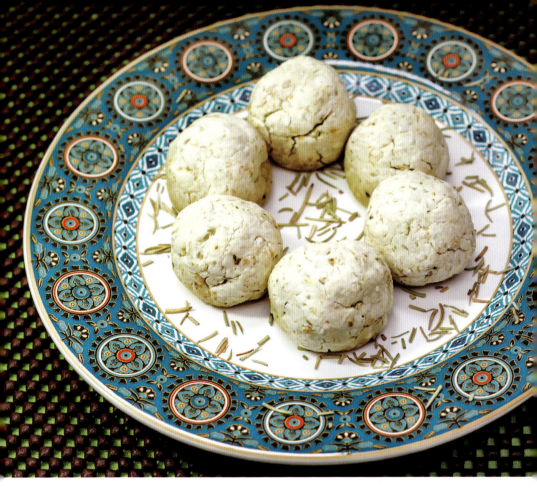

Ingredientes

- 1 xícara (chá) de batata-doce cozida, descascada e amassada
- 2 colheres (sopa) de polvilho azedo
- 2 colheres (sopa) de polvilho doce
- 2 colheres (sopa) de amaranto em flocos
- 1 colher (chá) de sal
- 2 colheres (sopa) de azeite
- Alecrim a gosto

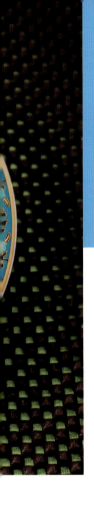

Pãozinho
de batata-doce

(Receita sem glúten e sem lactose)

Modo de preparo

Misture todos os ingredientes aos poucos e sove a massa delicadamente. Caso a massa esteja pegajosa, adicione mais polvilho.

Faça pãezinhos no formato de pão de queijo e coloque em forma untada. Asse em forno preaquecido por 25 minutos.

Rendimento

12 unidades.

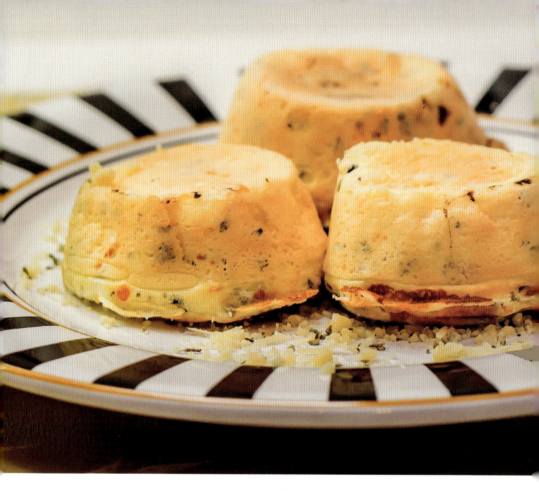

Ingredientes

- 3 colheres (sopa) de tapioca hidratada
- 1 ovo inteiro
- 2 colheres (sopa) de creme de ricota
- Sal (opcional)

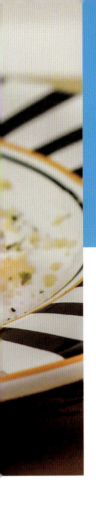

Pãozinho
de tapioca com ricota

(Receita sem glúten)

Modo de preparo

Comece batendo um ovo inteiro com um garfo e depois acrescente a tapioca e o creme de ricota. Bata tudo até obter uma massa homogênea. Utilize uma máquina elétrica de minicupcake. Em aproximadamente 5 minutinhos, o pãozinho estará assado, ficando com aspecto semelhante ao de pão de queijo. É possível também utilizar a frigideira e fazer como uma panqueca.

Rendimento

6 unidades.

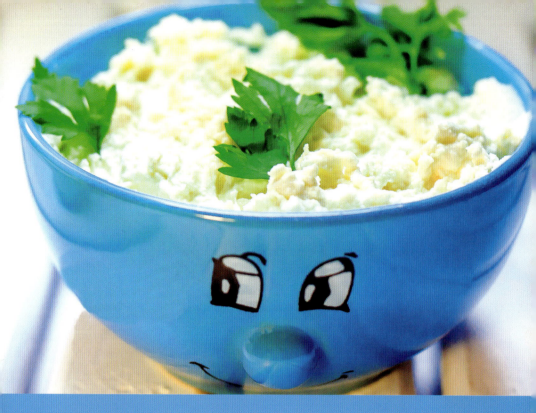

Patê
de ricota (Receita sem glúten)

Ingredientes

- 1 ricota de 400 gramas
- 1 pote de iogurte desnatado
- 1 pitada de sal
- 2 colheres (sobremesa) de azeite de oliva

Modo de preparo

Coloque tudo no processador e bata até virar um creme homogêneo. Você pode criar variações com essa base, batendo também com ervas frescas, tomate seco, cenoura cozida ou azeitonas.

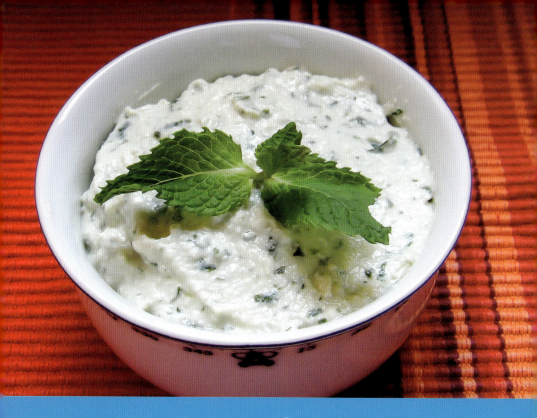

Patê de tofu
com ervas (Receita sem glúten e sem lactose)

Ingredientes
- 100 gramas de tofu
- 5 folhas de hortelã
- 5 folhas de manjericão
- 2 colheres (sopa) de salsa e cebolinha picadas
- 1 pitada de sal
- 2 colheres (sobremesa) de azeite de oliva

Modo de preparo

Coloque tudo no processador e bata até virar um creme homogêneo.

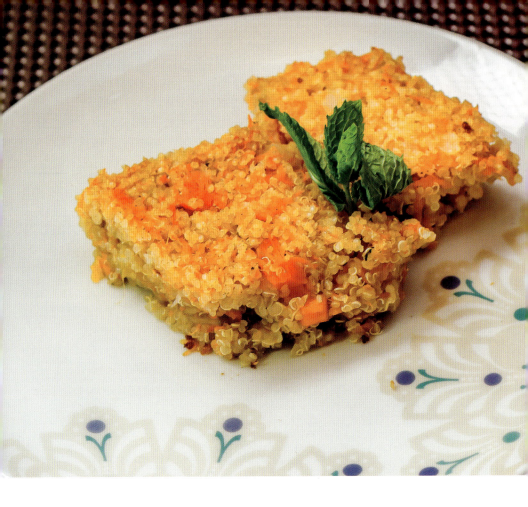

Ingredientes

- 2 xícaras (chá) de quinoa cozida
- 5 xícaras (chá) de abóbora assada
- 2 xícaras (chá) de cebola picadinha
- 2 colheres (sopa) de alho picadinho
- Sal, pimenta e azeite a gosto
- 1 xícara (chá) de hortelã
- ½ xícara (chá) de suco de limão

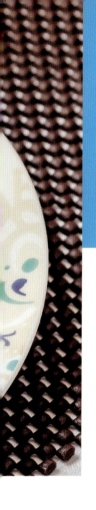

Quibe assado de abóbora com quinoa

(Receita sem glúten e sem lactose)

Modo de preparo:

Refogue a cebola e o alho no azeite, acrescente a abóbora, o sal e reserve. Bata as folhas de hortelã com o limão no liquidificador e reserve. Em um recipiente, misture a quinoa cozida, a abóbora refogada, a hortelã e o limão. Coloque em uma assadeira de vidro e leve para assar em forno médio por aproximadamente 30 minutos.

Rendimento

Aproximadamente 20 pedaços grandes.

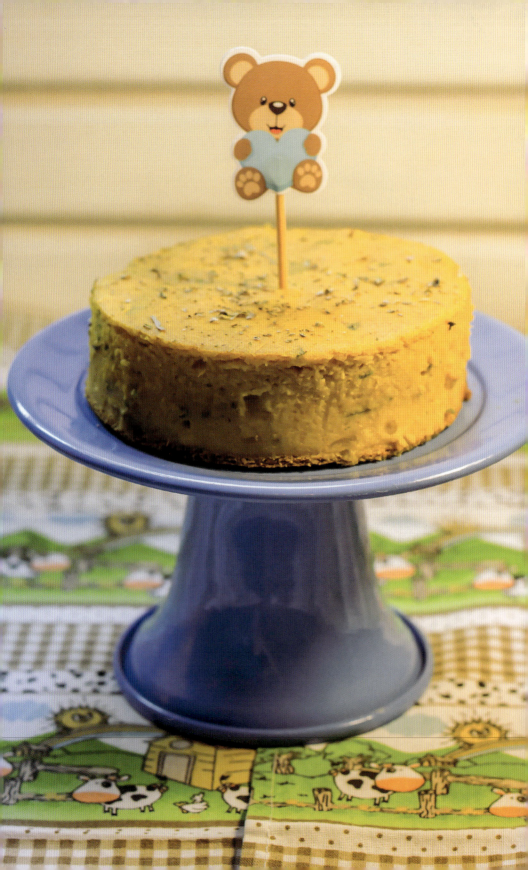

Torta salgada de abóbora

Ingredientes

- 500 gramas de abóbora madura em cubos e sem casca
- 1 folha de louro
- 1 xícara (chá) de azeite de oliva
- 1 xícara (chá) de leite desnatado
- 3 ovos
- 1 colher (sopa) de fermento em pó
- 1 xícara (chá) de farinha de trigo
- 1 xícara (chá) de farinha de trigo integral
- 1 colher (chá) de sal
- 150 gramas de queijo branco em cubinhos
- Salsinha e cebolinha a gosto

Modo de preparo

Em uma panela de pressão, coloque a abóbora e cubra com água. Acrescente o louro, um pouco de sal e deixe cozinhar por 5 minutos, após o início da pressão. Escorra e amasse. Reserve. No liquidificador, bata o azeite, o leite, os ovos, as farinhas e o sal. Transfira para uma tigela e misture delicadamente a abóbora amassada, o queijo, as ervas e o fermento. Aqueça o forno a 180 graus. Em uma forma untada e polvilhada com farinha, distribua a massa e leve ao forno até dourar.

Rendimento

10 porções.

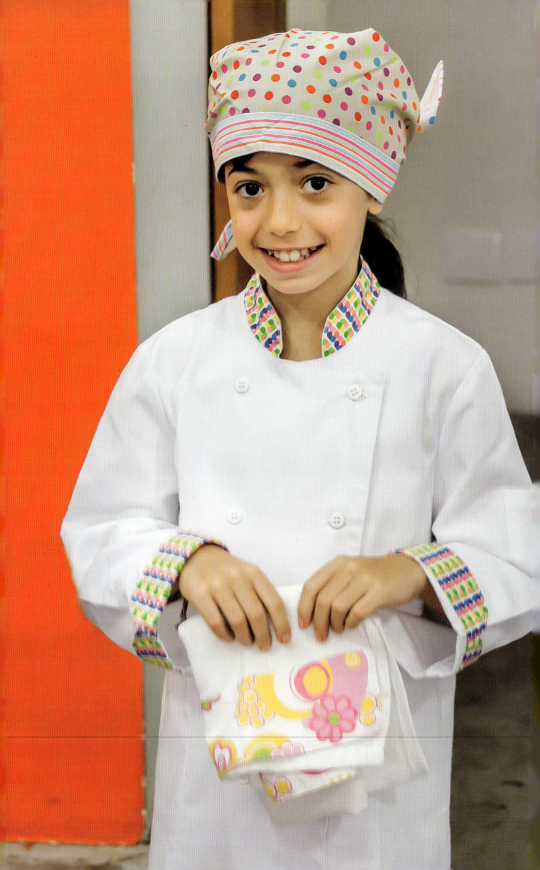

Referências bibliográficas

AQUINO, Gilda de. *Brinque-Book com as crianças na cozinha*. São Paulo: Brinque Book, 2005.

BARRET, Valerie. *Refeições saudáveis para bebês*. São Paulo: DCL, 2011.

CHAMMA, Rebeca. *Na cozinha da Rebeca: aventuras culinárias para crianças extraordinárias*. São Paulo: Alaúde, 2011.

FISBERG, Mauro; MAXIMINO, Priscila. *Guia descomplicado da alimentação infantil*. São Paulo: Abril, 2012.

MAHAN, L. Kathleen; ESCOTT-STUMP, Sylvia. *Alimentos, nutrição & dietoterapia*. São Paulo: Roca, 2004.

SILVA, Sandra Maria Chemin Seabra da. *Tratado de alimentação, nutrição e dietoterapia*. São Paulo: Roca, 2007.

TIRAPEGUI, Julio. *Nutrição: fundamentos e aspectos atuais*. São Paulo: Atheneu, 2002.

VASCONCELOS, Maria Josemere de O. B. et al. *Nutrição clínica: obstetrícia e pediatria*. Rio de Janeiro: Medbook, 2011.

WERUTSKY, Natalia Mira de Assumpção. *Introdução alimentar: como transmitir hábitos alimentares saudáveis a seu filho*. São Paulo: M. Books, 2015.

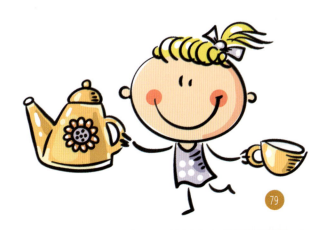

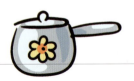

Impresso na gráfica da
Pia Sociedade Filhas de São Paulo
Via Raposo Tavares, km 19,145
05577-300 - São Paulo, SP - Brasil - 2018